Waleed Khalid
Reema Lakshmanan
Sheeja S. Varghese

Endotelina-1: uma possível ligação entre a doença periodontal e a doença sistémica?

Waleed Khalid
Reema Lakshmanan
Sheeja S. Varghese

Endotelina-1: uma possível ligação entre a doença periodontal e a doença sistémica?

ScienciaScripts

Imprint

Any brand names and product names mentioned in this book are subject to trademark, brand or patent protection and are trademarks or registered trademarks of their respective holders. The use of brand names, product names, common names, trade names, product descriptions etc. even without a particular marking in this work is in no way to be construed to mean that such names may be regarded as unrestricted in respect of trademark and brand protection legislation and could thus be used by anyone.

Cover image: www.ingimage.com

This book is a translation from the original published under ISBN 978-3-330-34336-8.

Publisher:
Sciencia Scripts
is a trademark of
Dodo Books Indian Ocean Ltd. and OmniScriptum S.R.L publishing group

120 High Road, East Finchley, London, N2 9ED, United Kingdom
Str. Armeneasca 28/1, office 1, Chisinau MD-2012, Republic of Moldova, Europe
Printed at: see last page
ISBN: 978-620-7-33508-4

Endotelina-1, uma possível ligação entre a doença periodontal e a doença sistémica?

Autores:

Dr. Waleed Khalid

FMC, MDS, MBA, BDS

Consultor Periodontista e Implantologista The Dental Studio, 32 Dental Care

Chennai

Dr. Sheeja S. Varghese

Professor, Decano Associado, Diretor do Departamento

Departamento de Periodontia

Faculdade de Medicina Dentária de Saveetha, Universidade de Saveetha

Dr. Reema Lakshmanan

Professor Sénior

Departamento de Periodontia

Faculdade de Medicina Dentária de Saveetha, Universidade de Saveetha

Dr. M. Sankari

Professor,

Departamento de Periodontia

Faculdade de Medicina Dentária de Saveetha, Universidade de Saveetha

Dr. N.D. Jayakumar

Professor, Decano, Diretor do Departamento

Departamento de Periodontia

Faculdade de Medicina Dentária de Saveetha, Universidade de Saveetha

CAPÍTULO 1

Resumo:

A endotelina-1 (ET-1) é um péptido com 21 resíduos de aminoácidos e é a substância vasoconstritora mais potente produzida pelas células endoteliais. Desempenha um papel no desenvolvimento de doenças como a hipertensão e a aterosclerose devido à sua propriedade de vasoconstrição. Também desempenha um papel na patogénese da cirrose e da hipertensão portal. A identificação da ET-1 na periodontite crónica e no crescimento gengival induzido por fármacos foi relatada em muitos estudos e também desempenha um papel na patogénese da doença periodontal. Verificou-se que a doença periodontal está ligada à patogénese de certas doenças sistémicas. Este artigo tenta avaliar a ET-1 como uma possível ligação entre as doenças periodontais e sistémicas.

CAPÍTULO 2

Introdução:

As endotelinas foram originalmente identificadas por Yangisawa em 1988 e são de três subtipos diferentes, nomeadamente, ET-1, ET-2 e ET-3. A ET-1 é a mais comum das endotelinas observadas nos seres humanos. A endotelina-1 é produzida nas células endoteliais vasculares a partir de um intermediário pré-propeptídeo denominado big ET-1, através da enzima conversora de endotelina[1] . A ET-1 actua através dos receptores ETA ou ETB para expressar as suas propriedades vasoactivas. Os receptores ETA medeiam apenas a vasoconstrição, ao passo que os receptores ETB têm uma ação mais vasodialítica do que vasoconstritora[2] . Para além das células endoteliais, também é segregada por fibroblastos, células epiteliais e células musculares lisas .[3]

A ET-1 desempenha um papel fundamental na patogénese de várias doenças. Contribui para o desenvolvimento de doenças vasculares como a hipertensão[4] e a aterosclerose[5] através da ativação dos receptores ETA.

No pulmão, o sistema da endotelina regula o tónus brônquico e a proliferação dos vasos sanguíneos das vias aéreas pulmonares, promovendo assim o desenvolvimento da hipertensão pulmonar[6,7] .

A ET-1 foi também identificada em doenças periodontais

como a periodontite crónica[8,9,10,11,12,13] e o crescimento gengival induzido por fármacos[14, 15, 16, 17] , tendo-se verificado que desempenha um papel na patogénese[9, 18] .

Existem várias evidências que apoiam as associações entre a periodontite e várias condições sistémicas, tais como doenças cardiovasculares[19] , diabetes[20] e parto prematuro[21] .

Este artigo esclarece que a ET-1 actua como uma possível ligação entre as doenças sistémicas e periodontais.

CAPÍTULO 3

Endotelina-1 em doenças sistémicas:

A prevalência da doença arterial coronária varia entre grupos raciais e étnicos com base em vários factores, como a dieta, o estilo de vida e a predisposição genética. As doenças cardiovasculares, que globalmente ainda ocupam o primeiro lugar na lista de morbilidade e mortalidade, são comuns em muitas populações adultas[22] .

Desde a sua descoberta original como um péptido vasoconstritor, o reconhecimento do papel da ET-1 na homeostase vascular foi firmemente estabelecido e alargado a várias patologias cardiovasculares. O sistema da endotelina participa tanto na fisiologia como na patologia cardíaca

Os níveis circulantes de ET-1 estão elevados em doentes com doença arterial cardiovascular e aterosclerose[23,24,25,26,27,28] , em doentes com hipertensão associada a insuficiência renal[29] e em doentes com insuficiência cardíaca[30] . Muitas das complicações cardiovasculares associadas ao envelhecimento e aos factores de risco cardiovascular são atribuíveis, pelo menos em parte, à disfunção endotelial, particularmente à desregulação do tónus vascular induzida por um desequilíbrio entre o NO e a ET-1. A redução conhecida da biodisponibilidade do NO associada a factores de risco de doenças cardiovasculares e condições médicas poderia também estar associada a um aumento da ET-1[31].

Foi sugerido no estudo de Yip HK et al que um nível elevado de ET-1 em circulação é um forte preditor independente de resultados clínicos adversos importantes a 30 dias após um enfarte agudo do miocárdio tratado com intervenção coronária percutânea primária[32].

Verifica-se que os níveis plasmáticos de ET-1 estão elevados na circulação coronária de doentes durante a angina e induzem uma contração duradoura em artérias coronárias isoladas. Verificou-se também que concentrações sublimiares de ET-1 potenciam os efeitos constritores coronários de outros vasoconstritores, pelo que a ET-1 pode ser considerada um candidato ideal para o início e a manutenção do espasmo arterial coronário[33]. Num relatório semelhante, foi também referido que, na síndrome coronária aguda, a concentração de ET-1 no trombo excedeu 280 vezes a da norepinefrina e da serotonina[34].

Os resultados do estudo de Iemitsu et al mostraram que a expressão do ARNm da ET-1 no coração aumenta com o envelhecimento e que a expressão do ARNm aumenta ainda mais com a hipertrofia cardíaca induzida pelo exercício. Estes resultados sugerem que a ET-1 no coração pode participar em adaptações cardíacas fisiológicas durante os processos de envelhecimento e exercício[35] .

Para além da sua presença nos vasos pulmonares, os componentes do sistema da endotelina encontram-se nas vias respiratórias, onde têm sido implicados na hipertensão pulmonar e na inflamação crónica das vias respiratórias. No pulmão, a ET-1 é expressa por células endoteliais, células epiteliais das vias aéreas e macrófagos [36, 37]. Um estudo efectuado por Druml et al concluiu que as concentrações de ET-1 estão elevadas na síndrome de dificuldade respiratória do adulto, em resultado de um aumento da formação e de uma diminuição da eliminação. Consequentemente, a insuficiência pulmonar afecta não só as trocas gasosas, mas também as funções pulmonares metabólicas e não respiratórias[38] .

A asma é uma doença inflamatória das vias aéreas caracterizada por broncoconstrição e hiperreactividade com influxo de células inflamatórias, produção de muco, edema e espessamento das vias aéreas[39] . Verificou-se que, apesar de a ET-1 causar broncoconstrição imediata[40] , também aumenta a reatividade brônquica a antigénios inalados[41] , bem como o influxo de células inflamatórias[42,43] , o aumento da produção de citocinas[43] , o edema das vias aéreas[44] e a remodelação das vias aéreas[45,46,47] . A inflamação das vias aéreas também leva a um aumento da síntese de ET-1, possivelmente perpetuando a inflamação e a broncoconstrição[48] . A libertação de ET-1 a partir de células mononucleares periféricas e células epiteliais brônquicas em cultura de asmáticos também está aumentada[49, 50] .

O estudo de Wollesen et al mostra que a concentração plasmática de ET-1 está intimamente associada à secreção de insulina e à dose de insulina em doentes com diabetes. Verificou-se que a ET-1 plasmática era mais elevada em doentes com diabetes tipo
II do que na diabetes de tipo I. O aumento da exposição à insulina em doentes com diabetes pode ter efeitos a longo prazo na estrutura da parede vascular através da estimulação da expressão de ET-1[51] .

O estudo de Polska et al mostrou que a administração de ET-1 exógena diminuiu o fluxo sanguíneo coroidal e a amplitude da pulsação do fundo do olho[52] .

No estudo de Vierhapper et al, verificou-se que, quando administrada em doses farmacológicas, a ET-1 influencia a secreção de hormonas hipofisárias no homem[53] .

Verificou-se no estudo de Slomiany et al que, na ausência de agentes antiulcerosos, o lipopolissacárido de H. pylori provocou, no prazo de 2 dias, um padrão de respostas inflamatórias agudas da mucosa, acompanhado de uma apoptose maciça das células epiteliais, um aumento de 2,9 vezes na expressão da ET-1 na mucosa, um aumento de 11,7 vezes no TNF-alfa e um aumento de 9,3 vezes na NOS-2.Estes resultados sugerem que um aumento do nível de ET-1 na mucosa provocado pelo lipopolissacárido de H. pylori, combinado com outros factores, pode ser responsável pela indução de TNF-alfa e pelo desencadeamento do processo inflamatório[54] .

Verifica-se no estudo de Chang FY et al que os níveis plasmáticos de ET-1 e de nitrato/nitrito aumentam em doentes com úlcera duodenal ativa. Após uma erradicação eficaz da H pylori, a cicatrização da úlcera duodenal está associada a uma diminuição do nível sanguíneo de ET-1 e a um aumento do nível de nitrato/nitrito[55].

Hinsley et al. verificaram que, no carcinoma espinocelular oral, a ET-1 contribui para a sinalização parácrina pró-migratória entre os fibroblastos do estroma e as células cancerosas[56] .

CAPÍTULO 4

Endotelina-1 nas doenças periodontais:

A doença periodontal mais comum é a periodontite crónica, que é uma condição inflamatória destrutiva de etiologia polimicrobiana. Resulta na destruição dos tecidos circundantes, que são progressivamente substituídos por tecido de granulação[57,58,59,60].

A inflamação periodontal, em conjunto com determinados fármacos, tem um maior potencial para induzir o crescimento gengival excessivo e pode apresentar-se como crescimento gengival excessivo induzido por fármacos. Medicamentos como a ciclosporina A (CsA), a nifedipina e a fenitoína demonstraram induzir o sobrecrescimento gengival em 60% dos doentes que ingeriram o medicamento na presença de inflamação[61, 62].

Coloca-se a questão de saber se a ET-1 pode ser detectada em casos de periodontite, tal como acontece em condições sistémicas. Uma revisão da literatura revela a deteção de ET-1 tanto em estudos em humanos como em animais.

Estudos efectuados por S.Reid et al[8], Tetsuya et al[9], e Chen Shizhang et al[13] mostraram que, em amostras gengivais de doentes com periodontite grave, os níveis de ET-1 eram significativamente mais elevados do que nos grupos ligeiramente doentes ou saudáveis. Além disso, Tetsuya et al[9] mostraram uma correlação significativa entre ET-1 e Il-1 beta nos grupos estudados.

Yamamoto et al[10] e Toshihiro et al[12] avaliaram a expressão do ARNm e da proteína nas amostras gengivais de periodontite crónica e de controlos saudáveis e encontraram uma expressão elevada nas primeiras. Um estudo semelhante foi efectuado por Fujioka et al[11] onde a expressão da proteína ET-1 e do ARNm foram avaliadas no fluido crevicular gengival e chegaram a resultados semelhantes.

Um estudo humano efectuado por S. Tamilselvan et al[15] e um estudo animal efectuado por Chin YT et al[14] mostraram que a expressão da proteína ET-1 e do ARNm estava aumentada em indivíduos com sobrecrescimento gengival induzido por medicamentos. Tamilselvan et al[15] descobriram que a expressão do ARNm da ET-1 era significativamente mais elevada em amostras gengivais de doentes com sobrecrescimento gengival induzido pela ciclosporina do que em doentes com periodontite e controlos saudáveis. Chin YT et al[14] também chegaram a resultados semelhantes em cristas edêntulas estabelecidas de ratos tratados com ciclosporina do que em controlos.

Outro estudo num modelo de rato com periodontite induzida por ligaduras, realizado por Ekuni et al[63] , registou um aumento de 2,2 vezes nos níveis de expressão do ARNm da endtohelina-1 em comparação com os grupos de controlo em amostras da aorta descendente.

Os estudos acima indicam uma associação entre a doença periodontal e a expressão de ET-1. Vários factores podem ser atribuídos a esta associação. Um dos factores pode ser a Porphyromonas gingivalis. A Porphyromonas gingivalis, um anaeróbio de pigmentação negra, é considerada um dos principais agentes patogénicos que causam a periodontite e induz uma forte resposta de citocinas que desempenha um papel importante na iniciação e progressão das doenças periodontais[64, 65].

Yamamoto et al[10] e Fujioka et al[11] descobriram que a P. gingivalis estimulava a produção de níveis de ET-1. No primeiro estudo, as culturas de células infectadas com P. gingivalis tinham uma expressão de ARNm da ET-1 três vezes superior e uma expressão da proteína ET-1 cinco vezes superior em comparação com os controlos[10]. No segundo estudo, os investigadores descobriram que as linhas de células epiteliais humanas infectadas com P.gingivalis tinham uma expressão aumentada do ARNm da ET-1.[11]

Outro fator importante para a expressão aumentada de ET-1 é a ciclosporina. Este facto é demonstrado nos estudos supracitados sobre o crescimento gengival induzido por fármacos, realizados por S Tamilselvan et al[15] e por Chin YT et al[14] . M. Buchler et al[16] avaliaram longitudinalmente o efeito da ciclosporina nos níveis de ET-1 em doentes transplantados renais, tendo verificado que os doentes medicados com ciclosporina apresentavam níveis mais elevados de endotelina plasmática

A fenitoína e a nifedipina, tal como a ciclosporina, são outros factores importantes que podem aumentar a expressão de ET-1. Este facto foi validado num estudo realizado por Nozomi Ohuchi et al[17] que revelaram que as culturas de fibroblastos gengivais porcinos, quando tratadas com fenitoína e nifedipina, se coraram intensamente para ET-1 imunorreactiva.

Outro fator que regula positivamente a expressão da ET-1 são as citocinas pró-inflamatórias, que foram investigadas exclusivamente por Fujioka et al[11] . Este investigador avaliou os efeitos da Il-1 p e do TNF - a nos queratinócitos gengivais e verificou um aumento da expressão do ARNm da ET-1 em comparação com os controlos saudáveis, de uma forma dependente do tempo.

O stress mecânico também demonstrou aumentar a expressão de ET-1. O seu efeito na proliferação de fibroblastos gengivais humanos, cuja consequência é o aumento da ET-1, foi avaliado por Fen Guo et al[66] .

O único fator que reduziu a expressão de ET-1 foi o tratamento não cirúrgico. Em pacientes com periodontite crónica grave, Thomas Beikler et al[67] mostraram uma diminuição da expressão da ET-1 após a terapia periodontal, o que pode refletir a resolução do estado inflamatório após a terapia.

A influência da doença periodontal na ET-1 foi investigada em estudos anteriores. No entanto, a ET-1, por sua vez, também pode influenciar o periodonto, o que foi discutido por Li Liang et al[18] e Tetsuya et al[9] . Ambos os estudos investigaram o efeito da ET-1 em mediadores inflamatórios e outras citocinas. O primeiro revelou que a ET-1 influenciou o aumento de citocinas pró-inflamatórias como Il-1 p, TNF - a e Il-6 [18].

Este último estudo também chegou a resultados semelhantes, que mostraram uma regulação positiva mediada pela ET-1 do ARNm e da proteína Il-1 p[9] . As culturas de células utilizando linhas celulares epiteliais e fibroblastos humanos (dérmicos e periodontais), quando expostas a concentrações crescentes de ET-1, tenderam a estimular a expressão do ARNm de Il-1 p de uma forma dependente da dose.

De todos os estudos que estimaram os níveis de ET-1, apenas um estudo não revelou a deteção de ET-1 em amostras de fluido crevicular gengival em doentes com periodontite crónica.[68] A incapacidade de detetar ET-1 pode dever-se à rápida degradação por proteases microbianas e derivadas do hospedeiro, à curta semi-vida plasmática de 1,5 min e a uma população de estudo heterogénea. Outra razão poderia ser a ausência de ET-1 livre no fluido crevicular gengival devido à ligação aos seus receptores nos tecidos gengivais.

CAPÍTULO 5

Endotelina-1: uma ligação entre a doença periodontal e a doença sistémica?

Há mais de um século que a cavidade oral foi considerada como uma janela para a saúde sistémica de um indivíduo. [th]Esta associação apareceu pela primeira vez na literatura médica no início do século XIX como "Foco de infeção" [69] . Pensou-se que numerosas doenças de etiologia desconhecida estavam ligadas à infeção oral comum, como a cárie dentária e a periodontite [70].

A teoria da infeção focal caiu em descrédito quando a extração completa não conseguiu eliminar ou reduzir a doença sistémica [71]. No entanto, a literatura recente baseada em provas sugere mais uma vez fortemente que a saúde oral é indicativa da saúde sistémica, apoiando a associação entre a doença periodontal e as condições sistémicas [72].

Este facto levou à evolução de um novo ramo da periodontologia, nomeadamente a Periomedicina. Há muito que se sabe que as condições sistémicas influenciam a gravidade das doenças periodontais, no entanto, relatórios recentes também sugerem o papel que a periodontite desempenha na patogénese das doenças sistémicas[73] .

Cullinan & Seymour resumiram o peso da evidência de numerosos estudos originais, revisões sistemáticas e meta-análises em apoio das associações entre a periodontite e várias condições sistémicas, tais como doenças cardiovasculares, diabetes e parto prematuro. As associações observadas entre a periodontite e as doenças sistémicas têm sido atribuídas à infeção direta, à inflamação sistémica e à simetria molecular[74] .

Para além de ser um fator de risco, a periodontite e o seu tratamento podem também ter implicações no resultado de doenças sistémicas. Estudos realizados por Armitage e Yin Ouyang et al relataram um efeito benéfico do tratamento periodontal no resultado da gravidez[75] e no risco de doença cardiovascular[76] respetivamente.

Os mecanismos pelos quais um nível elevado de ET-1 pode levar ao desenvolvimento da aterosclerose foram identificados em dois estudos[63, 77] . Ekuni S.et al efectuaram um estudo experimental em ratos resistentes à insulina com periodontite induzida por ligadura e encontraram uma regulação negativa da produção de óxido nítrico com uma regulação positiva da ET-1.

Todas estas condições, em conjunto, podem levar ao início da arteriosclerose[63] . Do mesmo modo, foi proposto outro mecanismo para a aterosclerose mediada pela endotelina. A ET-1 libertada por células endoteliais danificadas em resultado de citocinas pró-inflamatórias pode levar à proliferação de células do músculo liso vascular e a vasoespasmo, o que pode levar ao desenvolvimento de aterosclerose, tal como sugerido por Bacon CR et al[77] .

No estudo de Lerman et al, verificou-se um aumento de 2,28

vezes na concentração de ET-1 em doentes com aterosclerose em comparação com indivíduos saudáveis[27] . Stewart DJ et al verificaram que as concentrações plasmáticas de ET-1 são elevadas em 5 vezes algumas horas após o enfarte do miocárdio humano[78] .

Um resultado semelhante pode ser observado no estudo de Fujioka et al, em que se verificou um aumento de 8,3 vezes na concentração de ET-1 no grupo com periodontite crónica em comparação com o grupo saudável[11] .

Além disso, no estudo de Ekuni et al, verificou-se um aumento de 2,2 vezes na expressão do ARNm da ET-1 em amostras de aorta de suínos através da periodontite induzida por ligadura[63] .

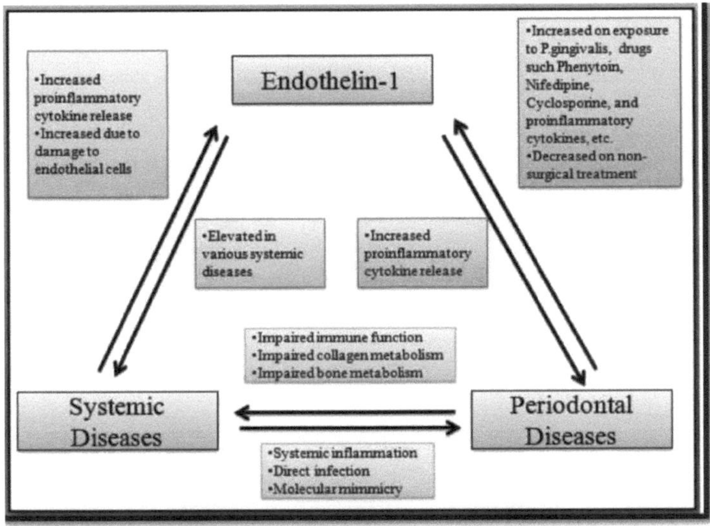

Figura 1: Uma possível ligação entre Endotelina-1, Doenças Sistémicas e Periodontais

<h1 style="text-align:center">CAPÍTULO 6</h1>

Conclusão:

Coletivamente, os dados acima sugerem que a ET-1 pode ser um elo adicional através do qual a periodontite leva ao desenvolvimento de complicações cardiovasculares.

Com base na revisão da literatura, pode ser apresentada uma possível conceção da ligação entre a ET-1, a doença sistémica e a doença periodontal (Figura 1).

Pode colocar-se a hipótese de que o tratamento das doenças periodontais pode ter um efeito benéfico não só na doença periodontal, mas também na gestão da doença sistémica.

São necessários mais estudos a este respeito para comprovar esta hipótese.

CAPÍTULO 7

Referências:

1. Yanagisawa M, Kurihara H, Kimura S, Tomobe Y, Kobayashi M, Mitsui Y, et al. Um novo péptido vasoconstritor produzido por células endoteliais vasculares. Nature 1988 ; 332(6163) : 411-15

2. Tomoh Masaki. A descoberta das endotelinas. Investigação Cardiovascular 1998 ; 39(3) 530-533

3. Akhiro Inoue, Masahi Yanagisawa, Sadao Kimura , Yoshitoshi Kasuya, Takashi Miyauchi, Katsutoshi Goto , et al. The human endothelin family: three structurally and pharmacologically distinct isopeptides predicted by three separate genes. Proc. Natl. Acad. Sci. U. S. A. 1989 ; 86 : 2863-2867

4. Schiffrin,E.L. 1999, State-of-the-art lecture. Papel da endotelina-1 na hipertensão. Hypertension 34(4):876-881.

5. Barton M. 2000. Endothelial dysfunction and atherosclerosis: endothelin recetor antagonists as novel therapeutics. Curr. Hypertes. Rep 2000; 2(1): 84-91.

6. Uchida,Y., Ninomiya, H.,Saotome, M.,Nomura, A., Ohtsuka,

M., Yanagisawa, M., et al. Endothelin, a novel vasoconstrictor peptide, as potent bronchoconstrictor. Eur. J. Pharmacol. 1988;154(2) :227-228.

7. Rubin LJ , Hoeper MM, Klepetko W , Galie N, Lang IM , Simmonneau G . Gestão atual e futura da hipertensão pulmonar tromboembólica crónica: do diagnóstico às respostas ao tratamento. Proc. Am. Thorac. Soc.2006; 3(7):601-607.

8. Lester SR, Bain JL, Serio FG, Harrelson BD, Johnson RB. Relação entre a concentração de angiopoietina-1 gengival e a profundidade do sulco gengival adjacente. J Periodontol 2009; 80(9):1447-1453.

9. Rikimaru T, Awano S, Mineoka T, Yoshida A, Ansai T, Takehara T. Relação entre endotelina-1 e interleucina-1 p em tecidos periodontais inflamados Biomedical Research 2009;30 (6) 349-355 .

10.Yamamoto E, Awano S, Koseki T, Ansai T, Takehara T. Expressão da endotelina-1 nas células epiteliais gengivais. J Periodon Res 2003;38(4):417-421.

11.Fujioka D, Nakamura S, Yoshino H, Shinohara H, Shiba H,

Mizuno N, et al. Expressão de endotelinas e seus receptores em células de tecidos periodontais humanos. J. Periodon Res 2003 ; 38(3): 269-275.

12.Ansai T, Yamamoto E, Awano S, Yu W, Turner AJ, Takehara T, et al. Efeitos de bactérias periodontopáticas na expressão de endotelina-1 em células epiteliais gengivais na periodontite adulta. Clin Sci (Lond.) 2002; 103 (Suppl. 48), 327S-331S.

13. Chen S, Wu J, Song Z, Zhang J, et al. Uma investigação de substâncias de imunocompetência em tecido gengival normal e periodontite. Chin Med J (Engl) 2000; 113(9): 844-847.

14. Chin YT, Tu HP, Chen YT, Dai NT, Shen EC, Chiang CY, et al. Expressão e bioactividades da endotelina-1 na gengiva durante o tratamento com ciclosporina a. J. Periodontol Res 2009; 44: 35-42(2009).

15. Tamilselvan S, Raju SN, Loganathan D, Kamatchiammal S, Abraham G, Suresh R, et al. Endotelina-1 e o seu recetor ETa e ETb no crescimento gengival induzido por fármacos. J. Periodontol 2007 ; 78 (2) :290-295.

16. Buchler M, Leibenguth P, Le Guellec C, Carayon A, Watier H,

Odoul F, et al. Relação entre a inibição da calcineurina e as concentrações plasmáticas de endotelina em doentes transplantados renais tratados com ciclosporina-A. Eur J Clin Pharmacol 2004;60(10): 703-708.

17. Ohuchi N, Koike K, Sano M, Kusama T, Kizawa Y, Hayashi K, et al. Efeitos proliferativos da angiotensina II e da endotelina-1 em células de fibroblastos gengivais de cobaia em cultura. Comp Biochem Physiol C Toxicol Pharmacol.2002;132(4) 451-460.

18. Liang L, Yu J, Zhou W, Liu N, E LL, Wang DS, et al . A endotelina-1 estimula a expressão de citocinas pró-inflamatórias nas células do ligamento periodontal humano através da via das proteínas quinases activadas por mitogénio. J Periodontol 2014;85(4):618-26

19. Jockel-Schneider Y, Harks I, Haubitz I, Fickl S, Eigenthaler M, Schlagenhauf U, et al. A rigidez arterial e a reflexão das ondas de pulso estão aumentadas em pacientes que sofrem de periodontite grave. PLoS One. 2014; 1; 9(8):e103449.

20. Grossi SG, Genco RJ. Doença periodontal e diabetes mellitus: Uma relação bidirecional. Ann Periodontol. 1998; 3(1):51-61.

21.Kothiwale SV, Desai BR, Kothiwale VA, Gandhid M, Konin S. Periodontal disease as a potential risk fator for low birth weight and reduced maternal haemomglobin levels. Oral Health Prev Dent. 2014 ; 12(1):83-90.

22.Rosamond W, Flegal K, Furie K, Go A, Greenlund K, Haase N, et al. Estatísticas sobre doenças cardíacas e AVC - atualização de 2007. Um relatório do. Comité de Estatísticas da Associação Americana do Coração e Subcomité de Estatísticas do AVC. Circulation. 2007;115(5):69-171

23.Bohm F, Jensen J, Svane B, Settergren M, Pernow J. Intracoronary endothelin recetor blockade improves endothelial function in patients with coronary artery disease. Can J Physiol Pharmacol. 2008 ; 86(11):745-751.

24.Celebi H, Catakoglu AB, Kurtoglu H, Sener M, Hanavdelogullari R, Demiroglu C, et al. A relação entre o débito coronário, as concentrações plasmáticas de endotelina-1 e as características clínicas em doentes com artérias coronárias normais. Cardiovasc Revasc Med. 2008;9(3):144-148.

25.Halcox JP, Nour KR, Zalos G, Quyyumi AA. Vasodilatação coronária e melhoria da disfunção endotelial com o bloqueio do recetor da endotelina ET(A). Circ Res. 2001;89:969-976.

26.Ivey ME, Osman N, Little PJ. Endothelin-1 signalling in vascular smooth muscle: pathways controlling cellular functions associated with atherosclerosis. Atherosclerosis. 2008;199:237-247.

27.Lerman A, Edwards BS, Hallett JW, Heublein DM, Sandberg SM, Burnett JC, Jr. Circulating and tissue endothelin immunoreactivity in advanced atherosclerosis. N Engl J Med. 1991; 325(14): 997-1001.

28.Ruschitzka F, Moehrlen U, Quaschning T, Lachat M, Noll G, Shaw S et al. Tissue endothelin-converting enzyme activity correlates with cardiovascular risk factors in coronary artery disease. Circulation. 2000;102:1086-1092.

29. Angerio AD. O papel da endotelina na insuficiência cardíaca. Crit Care Nurs Q. 2005 ; 28(4) : 355-359.

30. Kedzierski RM, Yanagisawa M. Endothelin system: the double-edged sword in health and disease. Annu Rev Pharmacol Toxicol. 2001;41:851-876.

31. Eric Thorin, David J. Webb. Endothelin-1 derivado do endotélio. Pflugers Arch. 2010 May; 459(6): 951-958.

32. Yip HK, Wu CJ, Chang HW, Yang CH, Yu TH, Chen YH, Hang CL. Prognostic value of circulating levels of endothelin-1 in patients after acute myocardial infarction undergoing primary coronary angioplasty. Chest. 2005;127(5):1491-7.

33. Rubanyi GM, Polokoff MA. Endothelins: molecular biology, biochemistry, pharmacology, physiology, pathophysiology. Pharmacol Rev. 1994 ; 46(3):325-415.

34. Adlbrecht C, Bonderman D, Plass C, Jakowitsch J, Beran G, Sperker W, Siostrzonek P, Glogar D, Maurer G, Lang IM. A endotelina ativa é um vasoconstritor importante nos trombos coronários agudos. Thromb Haemost. 2007; 97(4):642-649.

35. Iemitsu M, Miyauchi T, Maeda S, Tanabe T, Irukayama-Tomobe Y, Goto K, Matsuda M, Yamaguchi I. Effects of aging and subsequent exercise training on gene expression of endothelin-1 in rat heart. Clin Sci (Lond). 2002 ;103 Suppl 48:152S-157S.

36. MacCumber MW, Ross CA, Glaser BM, Snyder SH. 1989. Endotelina: a visualização de mRNAs por hibridização in situ

fornece evidências de ação local. Proc. Natl. Acad. Sci. USA 1989 ; 86 (18):7285-89

37. Ehrenreich H, Anderson RW, Fox CH, Rieckmann P, Hoffman GS, et al. 1990.Endothelins, peptídeos com potentes propriedades vasoconstritoras, são produzidos por macrófagos humanos. J. Exp. Med. 1990 ; 172:1741-48

38. Druml W, Steltzer H, Waldhausl W, Lenz K, Hammerle A, Vierhapper H, Gasic S, Wagner OF. Endotelina-1 na síndrome do desconforto respiratório do adulto. Am Rev Respir Dis. 1993 ;148(5):1169-73.

39. Fagan KA, McMurtry IF, Rodman DM...Role of endothelin-1 in lung disease. Respir Res. 2001;2(2):90-101.

40. Chalmers GW, Little SA, Patel KR, Thomson NC. Endothelin-1-induced bronchoconstriction in asthma. Am J Respir Crit Care Med. 1997;156:382-388.

41. Noguchi K, Ishikawa K, Yano M, Ahmed A, Cortes A, Abraham WM. Endothelin-1 contributes to antigen-induced airways hyperresponsiveness. J Appl Physiol. 1995;79:700-705.

42. Finsnes F, Skjonsberg OH, Tonnessen T, Naess O, Lyberg T, Christensen G. Endothelin production and effects of endothelin antagonism during experimental airway inflammation. Am J Respir Crit Care Med. 1997;155:1404- 1412.

43. Chalmers GW, MacLeod KJ, Thomson LJ, Little SA, Patel KR, McSharry C, Thomson NC. Sputum cellular responses to inhaled endothelin-1 in asthma. Clin Exp Allergy. 1999;29:1526-1531.

44. Sirois MG, Filep JG, Rousseau A, Farmer A, Plante GE, Sirois P. Endothelin-1 enhances vascular permeability in conscious rats: role of thromboxane A2. Eur J Pharmacol. 1992;214:119-125.

45. Goldie RG. Potential role of the endothelins in airway remodeling in asthma. Pulmon Pharmacol Ther. 1999;12:79-80.

46. Glassberg MK, Ergul A, Wanner A, Puett D. Endothelin- 1 promotes mitogenesis in airway smooth muscle cells. Am J Respir Cell Mol Biol.1994;10:316-321.

47. Sun G, Stacey MA, Bellini A, Marini M, Mattoli S. Endothelin-1 induces bronchial myofibroblast differentiation.

Peptides. 1997;18:1449-1451.

48. Finsnes F, Christensen G, Lyberg T, Sejersted OM, Skjonsberg OH. Aumento da síntese e libertação de endotelina-1 durante a fase inicial da inflamação das vias respiratórias. Am J Respir Crit Care Med. 1998;158:1600- 1606.

49. Vittori E, Marini M, Fasoli A, DeFranchis R, Mattoli S. Aumento da expressão da endotelina nas células epiteliais brônquicas de doentes asmáticos e efeito dos corticosteróides. Am Rev Respir Dis. 1992;146:1320-1325.

50. Ackerman V, Carpi V, Bellini A, Vassalli G, Marini M, Mattoli S. Constitutive expression of endothelin in bronchial and epithelial cells of patients with symptomatic and asymptomatic asthma and modulation by histamine and interleukin-1. J Allergy Clin Immunol. 1995 ; 96:618-627.

51. Wollesen F, Berglund L, Berne C. Plasma endothelin-1 and total insulin exposure in diabetes mellitus. Clin Sci (Lond). 1999; 97(2):149-56.

52. Polska E, Doelemeyer A, Luksch A, Ehrlich P, Kaehler N, Percicot CL, Lambrou GN, Schmetterer L. Partial antagonism of

endothelin 1-induced vasoconstriction in the human choroid by topical unoprostone isopropyl. Arch Ophthalmol. 2002 ;120(3):348-52.

53. Vierhapper H, Hollenstein U, Roden M, Nowotny P. Effect of endothelin-1 in man - impact on basal and stimulated concentrations of luteinizing hormone, folliclestimulating hormone, thyrotropin, growth hormone, corticotropin, and prolactin. Metabolism. 1993 ; 42(7):902- 6.

54. Slomiany BL, Piotrowski J, Slomiany A.Up-regulation of endothelin-1 in gastric mucosal inflammatory responses to Helicobacter pylori Lipopolysaccharide: effect of omeprazole and sucralfate. J Physiol Pharmacol. 2000 ; 51(2):179-92.

55. Chang FY, Chen CY, Lu CL, Luo JC, Lu RH, Lee SD. Resposta da endotelina-1 no sangue e da atividade do óxido nítrico em doentes com úlcera duodenal submetidos a erradicação da Helicobacter pylori. World J Gastroenterol. 2005 ; 21;11(7):1048- 51.

56. Hinsley EE, Kumar S, Hunter KD, Whawell SA, Lambert DW. A endotelina-1 estimula os fibroblastos orais para promover a invasão do cancro oral. Life Sci. 2012 ; 15;91(13- 14):557-61.

57. Christersson LA, Fransson CL, Dunford RG, Zambon JJ. Distribuição subgengival de microrganismos patogénicos periodontais na periodontite do adulto. J Periodontol 1992; 63(5):418-425.

58. Kamma JJ, Nakou M, Manti FA. Microbiota de lesões de periodontite rapidamente progressiva em associação com parâmetros clínicos. J Periodontol 1994; 65(11):1073- 1078.

59. Lopez NJ, Mellado JC, Leighton GX. Ocorrência de Actinobacillus actinomycetemcomitans, Porphyromonas gingivalis e Prevotella intermedia na periodontite juvenil. J Clin Periodontol 1996; 23(2) :101 -105

60. Hakkinen L, Larjava H. Caracterização de clones de fibroblastos do tecido de granulação periodontal in vitro. J Dent Res 1992; 71:1901-1907.

61. Brunet L, Miranda J, Farre M, Berini L, Mendieta C. Gingival enlargement induced by drugs. Drugs Saf 1996; 15(3):219-231.

62. Butler RT, Kalkwarf KL, Kaldahl WB. Hiperplasia gengival induzida por fármacos: Fenitoína, ciclosporina e nifedipina. J Am Dent Assoc 1987;114:56-60.

63. Daisuke Ekuni, Takaaki Tomofuji, Koichiro Irie, Kenta Kasuyama, Michihiro Umakoshi, Tetsuji Azuma, et al. Efeitos da periodontite na resistência à insulina da aorta num modelo de rato obeso. Lab Invest. 2010; 90, 348-359

64. Socransky SS, Haffajee AD, Cugini MA, Smith C, Kent RL Jr. Complexos microbianos na placa subgengival. J Clin Periodontol 1998; 25:134-144

65. Offenbacher S. Doença periodontal: Patogénese. Ann Periodontol 1996; 1:821-878.

66. Guo F, Carter DE, Mukhopadhyay A. , Leask A. Gingival Fibroblasts Display Reduced Adhesion and Spreading on Extracellular Matrix: A Possible Basis for Scarless Tissue Repair? PLoS ONE 2011; 6(11): e27097. doi:10.1371/journal.pone.0027097

67. Thomas Beikler, Ulrike Peters, Karola Prior, Martin Eisenacher, Thomas F. Fleming et al. Gene expression in periodontal tissues following treatment (Expressão de genes em tecidos periodontais após tratamento). BMC Genomics. 2008; 1:30

68. Pradeep AR, Guruprasad CN, Swati P, Shikha C. Crevicular

fluid endothelin-1 levels in periodontal health and disease. J. Periodontol Res 2008; 43(3): 275-8

69. Hunter W. Oral sepsis as a cause of disease. Br Med J. 1900;1:215-6.

70. Miller WD. A boca humana como foco de infeção. Dent Cosmos. 1981; 33:689-789.

71. Infeção focal. J Am Med Assoc. 1952; 150:490-1.

72. Beck J, Garcia R, Heiss G, Volconos P, Offenbacher S. Doença periodontal e doença cardiovascular. J Periodontol. 1996; 67 Suppl 10:1123-37.

73. Slots J. Atualização sobre o risco para a saúde geral da doença periodontal. Int Dent J 2003; 53 Suppl 3: 200-207.

74. Cullinan MP, Seymour GJ. Doença periodontal e doença sistémica: as provas serão alguma vez suficientes? Periodontol 2000 2013; 62: 271-286.

75. Armitage GC. Relação bidirecional entre gravidez e doença periodontal. Periodontol 2000 2013; 61: 160-176.

76.Xiang Ying Ouyang, Wen Mei Xiao, Yi Chu , Shuang Ying Zhou. Influência da terapia de intervenção periodontal no risco de doença cardiovascular. Periodontol 2000 2011; 56: 227-257

77.Caragh R. Bacon, Nathaniel R.B. Cary, Anthony P. Davenport Peptídeo e receptores de endotelina na artéria coronária e aorta ateroscleróticas humanas. Circ Res 1996;79:794-801

78.Duncan J. Stewart, George Kubac, Kevin B. Costello, Peter Cernacek. Aumento da endotelina-1 plasmática nas primeiras horas do enfarte agudo do miocárdio. J Am Coll Cardiol 1991;18:38-43

ÍNDICE DE CONTEÚDOS:

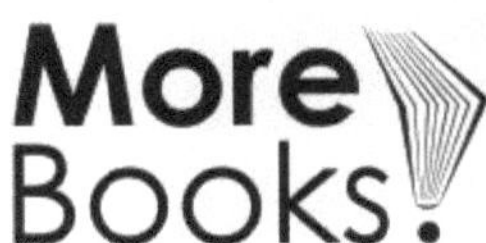

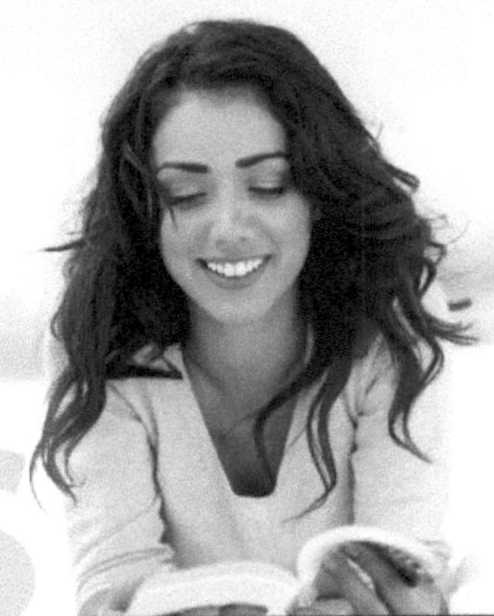

yes

I want morebooks!

Buy your books fast and straightforward online - at one of world's fastest growing online book stores! Environmentally sound due to Print-on-Demand technologies.

Buy your books online at
www.morebooks.shop

Compre os seus livros mais rápido e diretamente na internet, em uma das livrarias on-line com o maior crescimento no mundo! Produção que protege o meio ambiente através das tecnologias de impressão sob demanda.

Compre os seus livros on-line em
www.morebooks.shop

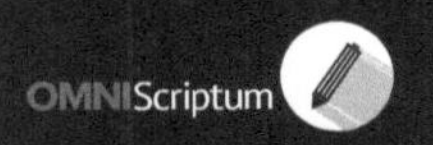